99 Affirmations

Ultra-Puissantes pour

Perdre Du Poids

Aimez Votre Corps, Devenez Svelte,

Développez De Bonnes Habitudes De Vie

Frank Costa

Table des matières

...

Je me rapproche chaque jour de mon poids idéal

Je m'aime inconditionnellement et mon corps retraduit cet amour

Je bannis toutes mes anciennes mauvaises habitudes alimentaires avec une grande facilité

...

Introduction à la série

« Les seules limites sont celles que l'on s'impose »

Tout d'abord, je veux vous remercier et vous féliciter pour avoir téléchargé ce livre. Par cet acte en apparence si simple, vous démontrez à l'Univers que vous êtes prêt à agir pour devenir l'acteur et l'artisan de votre réalité, que vous avez décidé de faire ce qu'il fallait pour être plus heureux et plus épanoui.

Mais comment faire pour transformer ce premier pas en outil de changement puissant ? En utilisant un outil tout simple, gratuit, toujours disponible, qui ne demande que quelques instants chaque jour et qui ne nécessite aucun apprentissage : les affirmations.

Grâce à celles-ci, à la puissance du Verbe (qu'il soit prononcé verbalement ou intérieurement) vous reprendrez le contrôle de votre vie, un contrôle total si vous le souhaitez. Et pour cela, nul besoin d'attendre ou de suivre une formation : vous pouvez commencez aujourd'hui, et même maintenant !

On pourrait définir une affirmation comme une déclaration positive d'un fait ou d'un état comme s'il était déjà manifesté, formulée énergiquement et avec confiance. En réalité, vous le faites déjà tout ou long de la journée, souvent inconsciemment. Tout ce que vous pensez, tout ce que vous dites est une affirmation, une déclaration positive ou négative. Dès lors, il faut choisir avec soin ce sur quoi vous voulez vous focaliser, car cela tendra à se manifester ou se maintenir en l'état.

Les affirmations fonctionnent pour absolument tout, que ce soit pour améliorer vos conditions de vie, votre santé, trouver le travail de vos rêves, attirer la richesse… ou pour améliorer votre vie intérieure, progresser, rencontrer l'amour, vivre dans la joie, être respecté, vous défaire d'une habitude néfaste…

Quand vous constaterez les premiers résultats, qui arrivent parfois très vite, vous progresserez encore plus rapidement, car vous *saurez* que cela fonctionne. Débarrassé du doute et de la peur, vous reprendrez confiance en votre pouvoir créateur naturel et cela accélérera la manifestation de vos affirmations.

Les affirmations sont connues depuis les temps les plus reculés et sont utilisées avec succès par tout ce que le monde compte de champions, de grands sportifs, d'hommes d'affaires ayant réussi, de stars du cinéma ou de la chanson, de scientifiques brillants...

Comme eux, vous aussi pouvez apprendre à débloquer votre pouvoir et votre potentiel pour atteindre tous vos objectifs et relever tous les défis de la vie, qui sont là pour vous faire grandir en vous poussant à vous dépasser.

Pour utiliser efficacement les affirmations, vous n'avez qu'une chose à faire : vous en servir au quotidien, le plus souvent possible, avec foi et confiance. Si ces deux derniers éléments sont absents au départ, ou vous quittent par moment, ne vous inquiétez pas et continuez à travailler sur votre réalité à l'aide de vos affirmations. Au bout de quelques temps, des signes commenceront à apparaître qui vous indiqueront que vous êtes sur la voie de la transformation, et cela vous redonnera confiance.

Bien sûr, si vous affirmez une phrase telle que « *L'argent vient à moi facilement chaque jour* » et que votre réalité actuelle ne vous permet même pas de payer vos factures, vous allez en être conscient. Le but des affirmations n'est pas de vous mentir à vous-même ou de vous masquer la réalité des choses.

Le but est tout simplement de transformer la réalité actuelle en utilisant le pouvoir du Verbe. Donc, au bout d'un certain temps, les affirmations commencent à transformer votre paysage intérieur. **Tout commence toujours à l'intérieur, pour se**

manifester à l'extérieur. On peut également dire, en renversant cette proposition que **tout ce que vous voyez se manifester dans votre vie est le reflet de votre paysage intérieur.** C'est la même chose. Le monde est un miroir.

Par conséquent, en affirmant la richesse là où se trouve la pauvreté, la santé là où se manifeste la maladie, la joie là où il y a la tristesse, vous décidez d'effacer une illusion pour la remplacer par une qualité d'essence divine. En persévérant dans cette voie, en maintenant une nouvelle vision, l'Univers n'a pas d'autre choix que de modeler votre réalité sur votre paysage intérieur, car les deux sont indissociables.

Quand votre réalité commence à changer, vous devez continuer à faire votre part et à travailler avec l'Univers. Bien qu'il soit possible que des choses semblent se manifester « comme par magie » dans votre vie et que ce qu'on nomme « la chance » vous accorde ses faveurs, vous aurez en général à concrétiser des opportunités et à saisir les occasions quand celles-ci se présenteront.

Comme vous dégagerez des vibrations positives, vous commencerez à attirer sur votre chemin les personnes et les situations qui vous permettront d'avancer en direction de votre but. Et comme vous saurez pourquoi ces personnes et ces situations se manifestent, que vous saurez que c'est la réponse de l'Univers à votre requête, vous aurez la confiance et la motivation nécessaires pour agir. Vous n'hésiterez pas, que ce soit pour accepter un nouveau poste, prendre des responsabilités ou procéder à des changements radicaux dans votre vie. Vous vous sentirez maître de votre destin et vous libérerez de la peur paralysante et des doutes sclérosants.

Les affirmations contenues dans ce livre sont suffisamment nombreuses et variées pour que vous trouviez celles qui vous correspondent. Elles sont là pour être utilisées, alors servez-vous en !

Explorez-les sans limites. Si certaines d'entre elles entrent en résonance avec vous au départ mais qu'au fil du temps elles vous touchent moins, sentez-vous libre d'en changer. Vous pouvez même écrire les vôtres ! L'important est qu'en les utilisant, vous sentiez qu'elles vous transforment d'une manière positive et qu'elle vous donnent une énergie nouvelle. En travaillant de cette façon, des miracles se produiront dans votre vie.

Comme pour leur choix, ne vous limitez pas quant à leur utilisation. Vous pouvez utiliser les affirmations tout le temps et partout, en toutes circonstances. Elles peuvent aussi bien vous être d'un grand réconfort dans les épreuves et les situations compliquées que quand tout va bien. Ne cessez jamais de les utiliser.

Si vous êtes dans une phase négative, elles ont le pouvoir de transformer rapidement la situation de la meilleure manière possible. Si vous êtes dans un cycle positif, elles contribueront à le maintenir et l'embellir encore.

Au-delà de la résolution de problèmes et de l'atteinte d'objectifs, travailler quotidiennement avec les affirmations vous reconnecte avec l'énergie divine, ou l'énergie universelle si vous préférez ce terme. Peu importe que vous ayez une croyance ou non. Faites exactement ce qu'il faut faire, suivez la méthode que je vais détailler pour vous dans un instant, et vous obtiendrez des résultats qui dépasseront toutes vos espérances.

Vous êtes ici pour être heureux, sains, ne manquant de rien et vous réalisant à travers l'activité qui vous correspond et qui sera utile pour le plus grand nombre. Vous êtes unique et vous avez quelque chose d'unique à offrir au monde. En utilisant les affirmations, vous serez naturellement amené à vous accomplir.

L'utilisation des affirmations est comme un raccourci, une voie express vers la manifestation de ce que vous voulez dans votre vie. Si vous ressassez toujours vos problèmes, que vous vous plaignez de ce qui vous fait souffrir, vous affirmez une réalité et empêchez tout changement de fond.

Peu importe que vous ayez raison ou tort, ou que votre problème soit « réel » et vous paraisse insurmontable. Si vous voulez vraiment vous en débarrasser et renaître à une vie nouvelle, vous n'avez pas de temps à perdre à ruminer des idées et des sentiments négatifs, que ce soit envers vous ou envers d'autres personnes, la société, Dieu, la météo ou que sais-je encore.

Au lieu de cela, dites adieu à votre ancien monde et accueillez **dès aujourd'hui et sans réserve** celui que *vous* aurez choisi. Cela est si simple que vous vous demanderez très bientôt comment vous avez pu abdiquer votre pouvoir créateur pour nourrir les faux maîtres que sont vos propres pensées et sentiments négatifs, pures illusions sur lesquelles vous avez toujours eu prise.

La Méthode

Vous savez maintenant ce que sont les affirmations et ce qu'elles peuvent faire pour vous. Il est temps à présent de vous en servir.

Voici la méthode simple en trois étapes pour obtenir des résultats rapides :

1. **Choisissez** entre trois et sept affirmations parmi celles qui suivent + créez la vôtre.
2. **Répétez** ces affirmations tranquillement le matin au réveil et le soir avant de vous coucher + le plus souvent possible au cours de la journée.
3. **Écrivez**-les sur un cahier dédié chaque jour, au minimum une fois, dans l'idéal entre 10 et 25 fois chacune.

Combien de temps devez-vous pratiquer cela ? Jusqu'à ce que vous ayez atteint les résultats attendus. Cela peut-être très rapide ou un peu plus long. Il s'agit d'implanter une nouvelle vision des choses, de nouvelles croyances et de nouveaux sentiments dans votre subconscient. Dès l'instant où cela est fait, les changements suivent automatiquement.

Un minimum de 21 jours est recommandé dans tous les cas. Une « cure » d'affirmations sur un sujet donné de 90 jours transformera votre vie dans le sens que vous souhaitez et même au-delà.

Une fois votre but atteint dans un domaine, vous pouvez vous consacrer à un autre domaine et ainsi de suite. Vous êtes redevenus maître de votre vie. Repoussez les limites. Amusez-vous à créer votre réalité avec des objectifs de plus en plus grand.

Et rappelez-vous que les seules limites que nous rencontrons sont celles que nous nous imposons.

Note sur les affirmations

Bien que la plupart des affirmations qui suivent soient formulées au présent et de manière positive, certaines échappent à cette règle. En effet, comme toute règle, celle-ci n'est pas absolue et chez certaines personnes, le fait de désigner un mal ou d'indiquer ce que l'on souhaite pour le futur peut générer un puissant sentiment de bien-être et de sécurité, sentiments contribuant à accélérer la manifestation. Si tel est votre cas, n'hésitez pas à inclure une ou deux affirmations de ce type dans votre sélection.

D'autre part, certaines affirmations sont très proches l'une de l'autre et peuvent *sembler* quelque peu répétitives. Toutefois, tout comme en musique, les nuances sont importantes et chaque terme a une vibration qui lui est propre, chaque tournure de phrases fera résonner différemment en vous les mots qu'elle contient.

Essayez de trouver les affirmations qui suscitent chez vous le plus d'émotions positives. Ce sont celles avec lesquelles vous obtiendrez les meilleurs résultats, dans les délais les plus courts.

Affirmations

Je pèse ____ kilos

Je me rapproche chaque jour de mon poids idéal

J'aime mon corps et cela m'aide à atteindre mon poids idéal

Je me rapproche chaque jour de mon poids idéal

Mon métabolisme fonctionne parfaitement et j'atteins mon poids idéal

J'aime manger des produits sains qui m'aident à atteindre mon poids idéal

J'aime faire de l'exercice et cela m'aide à atteindre mon poids idéal

Je suis une personne physiquement active et cela m'aide à atteindre mon poids idéal

Je suis chaque jour de plus en plus mince

Je sais ce qu'il faut à mon corps pour être svelte et je lui procure avec joie

Quand je fais des « écarts » dans mon alimentation, je me le pardonne et repars du bon pied

Je respire profondément et chaque inspiration remodèle mon corps

Chaque mouvement que je fais contribue à faire fondre les graisses que je souhaite voir disparaître

Je m'aime inconditionnellement et mon corps retraduit cet amour

Je perçois la beauté de la vie, je l'aime et mon corps s'accorde avec cette harmonie

Chaque cellule de mon corps est parfaite et en bonne santé, et mon corps tout entier en est la preuve

Il m'est facile de contrôler mon poids par le contrôle de mon alimentation et la pratique d'exercices

Mon corps est le reflet parfait de la perfection de la création

Je décrète que mon poids idéal est de ____ et chaque jour m'en rapproche

Je mérite d'être mince, heureux et en bonne santé

Je suis bien dans mon corps et dans ma tête

Je trouve facile de rester mince

Je suis naturellement svelte

Je mange sainement et je suis un exemple pour les autres

J'aime faire de l'exercice

Je crois en mes capacités à perdre du poids et à rester mince

Je sais qu'en changeant mes pensées, je change mon poids

Je vois la nourriture comme mon amie et elle me le rend bien

De nombreuses personnes me font remarquer que j'ai minci et cela me motive

Je me sens beau (belle) et je suis bien dans ma peau

Je me couche chaque soir plus proche de mon poids idéal qu'au lever

J'aide les autres à trouver leur poids idéal par mon exemple

Je commence dès à présent à perdre du poids

Chaque kilo que je perds l'est définitivement et je me sens libre

J'ai confiance dans les capacités de mon corps à se stabiliser à son poids idéal

Je me réconcilie avec mon corps et il se transforme dans le sens que je souhaite

J'aime mon corps et cela se voit

Je respecte mon corps et ne lui procure que ce qui est bon pour lui

Quand j'ai le choix, je choisis toujours la nourriture la plus saine

Je suis libre de toute frustration quand je choisis de manger sainement

Mon entourage est impressionné par mon nouveau mode de vie

Mon entourage est impressionné par la transformation rapide de mon corps

J'atteins maintenant mon poids idéal

Je me concentre sur un mode de vie sain et mon corps devient naturellement svelte

Je bannis toutes mes anciennes mauvaises habitudes alimentaires avec une grande facilité

Je m'aime pour qui je suis et mon corps le retranscris

Je suis le créateur de mon futur, au dehors comme au dedans

Je me libère de ceux qui ont une mauvaise influence sur mon moral et mes choix de vie

J'ai confiance en moi, en mon corps et en mes capacités de changer

Je me permets de me sentir bien dans ma peau et épanoui

Je me libère de tout sentiment de honte et le remplace par la confiance

Je me libère de tout sentiment de mal-être et le remplace par la fierté

J'ai à présent atteint mon poids idéal et je remercie mon corps

Je suis plein de gratitude envers l'univers qui donne à chacun la possibilité de tout transformer

La vie est un miracle et les changements dans mon corps en sont un bon exemple

Je perds tout intérêt pour les aliments gras et néfastes pour ma santé

A chaque seconde, j'inspire la confiance et expire la peur et la négativité

Je suis unique et ne me compare pas aux autres

Je trouve que ma vie est merveilleuse et je suis bien dans ma peau

Il m'est facile d'atteindre mon poids idéal, même s'il m'arrive de faire un excès

Lorsque je déroge d'une habitude saine, je ne me juge pas et repars de plus belle

Je remercie mon corps pour m'avoir montré mes peurs

J'ai fait de mon corps un allié et il me remercie en se modelant selon mes désirs

Il m'est facile de remodeler mon corps car c'est mon esprit qui gouverne

Rien n'est impossible et je me débarrasse à présent de toute mauvaise image de moi

Je suis fier de mon corps, de mon esprit et de ma vie

J'aborde chaque nouvelle journée avec impatience car je sais que je me rapproche de mon poids idéal

Je suis prêt à changer mon corps pour qu'il ressemble à ce que je veux

Je trouve que maigrir est très amusant !

Je crois en moi et je me sens bien

Je suis bien dans ma peau et tout le monde le voit

Chaque jour, je suis de plus en plus attractif pour les autres

Je mange des portions raisonnables sans ressentir aucune frustration

J'ai une vie saine et un corps sain

Mon corps est une machine à brûler les graisses

Quand je fais du sport, je me sens bien

Je suis plus fort que toute excuse pour ne rien changer

J'aime chaque partie de mon corps, comme je l'aime dans sa globalité

J'ai le droit d'être mince et heureux d'habiter mon corps

Je me concentre sur le fait d'atteindre un haut degré de performance physique

Il m'est très facile de perdre du poids

Je sais et je crois que perdre du poids et facile, rapide et amusant

Je suis un esprit sain dans un corps sain

Je me sens fort, magnifique et invulnérable

J'ai le pouvoir de changer ma vie, mon corps, mon esprit et tout ce que je veux

J'aime les activités où tout le monde peut voir mon corps

Je suis fier de danser, de nager et de montrer mon corps

Je suis toujours actif et plein d'énergie et cela se voit dans mon corps

J'aime conseiller les autres et les aider à atteindre leur poids idéal

Je sais que la seule balance nécessaire est celle de mon esprit et que le bien-être en est la mesure

Je peux manger n'importe quel plat sans ressentir le moindre malaise

Je fonds rapidement sans ressentir la moindre frustration

Je suis heureux à l'idée de devoir refaire ma garde-robe à ma nouvelle taille

Le (date), je pèserai ____ kilos et me stabiliserai à ce poids

L'esprit commande, le corps suit et je commande à mon corps de maigrir

Je perds rapidement du poids tout en restant en excellente santé

Je reçois en permanence des compliments sur mon corps et ma nouvelle ligne

De nombreuses personnes m'interrogent sur les causes de ma perte de poids et je me fais un plaisir de leur expliquer

Maintenant que mon corps a atteint son poids idéal, je partage mon savoir

+

Inspirez-vous de ce qui précède, et rédigez ici *votre affirmation.*

En guise de conclusion

Les affirmations ci-dessus sont très puissantes mais n'oubliez pas que si vous ne vous en servez pas... il ne se passera rien.

Pour obtenir des résultats, il vous faut pratiquer sur une base quotidienne. La répétition est un facteur-clé. Il vous faut transformer vos vieux schémas de pensées pour les remplacer par de nouveaux que *vous* aurez choisi.

Suivez simplement le plan en trois étapes simples que je vous ai présenté en introduction et regardez ce qui se passe.

Vous êtes au bord d'un changement de vie radical, qui vous conduira vers la richesse, le bonheur, la santé, l'épanouissement personnel dans tous les domaines de votre vie et la réalisation de vos rêves les plus chers.

Ne laissez pas votre mental vous bloquer et *pratiquez* sans cesse, au besoin *malgré* le doute et le découragement car

« *L'heure la plus sombre précède toujours l'aube* »

Alors des miracles se produiront dans votre vie.

C'est tout le bonheur que je vous souhaite.

Frank

Merci !

Avant de nous quitter, je veux vous remercier et vous féliciter une nouvelle fois pour avoir pris le temps de lire ce livre.

Si vous avez aimé ce que vous y avez découvert ou si vous voulez témoigner des changements positifs survenus en pratiquant la méthode simple exposée ici, pourriez-vous prendre quelques instants pour laisser une évaluation sur le site d'Amazon ?

Chaque commentaire est précieux et permet aux auteurs de toujours s'améliorer, et aux lecteurs de se repérer dans la multitude de livres existant.

Merci à vous !

www.ingramcontent.com/pod-product-compliance
Lightning Source LLC
Chambersburg PA
CBHW071315280526
45788CB00004B/1903